M^E. ALPHONSE LEROY,

PROFESSEUR EN MÉDECINE,

A SON CRITIQUE.

A PARIS, chez LECLERC, Libraire, Quai des Augustins, à la Toison d'or, 1776.

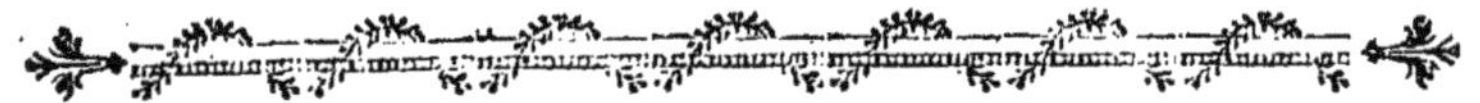

Mᴱ. ALPHONSE LEROY,

PROFESSEUR EN MÉDECINE,

A SON CRITIQUE.

Tecum habita : & noris quàm ſit tibi curta ſupellex
Pers. Sat. IV.

J'AI cherché à donner quelques preuves utiles de ma ſenſibilité aux infirmités des femmes : ſans brigue & ſans appui, j'ai tenté de reculer les limites d'un art conſervateur ; je croyois exciter par mes travaux l'émulation de ceux qui courent la même carriere & recevoir des obſervations nouvelles qui m'euſſent été précieuſes par l'avantage qu'en auroit pu retirer l'humanité. Mes eſpérances ſont entiérement déçues. Un eſclave de l'opinion s'éleve pour m'accabler d'injures, pervertit mon texte & mes idées en une Brochure ſouillée d'invectives, attaque mes principes comme dangereux ; cependant ils ſont conformes à ceux d'un Médecin illuſtre que l'Europe entiere regarde avec vénération, & auquel il lui rend même hommage. J'ai propoſé un Etranger pour modele : nous avons là, s'écrie-t-il, un joli Compatriote : ai-je dû ſacrifier le bien être du genre-humain à une vanité nationale ?

Critique qui, avec raiſon, gardez l'anonyme, & vous rendez juſtice en prenant le titre d'*Etudiant*, pourquoi écrivez-vous ſur un Art que vous n'avez ni médité ni pratiqué ? pourquoi même refuſez-vous de vous inſtruire ? Il eſt vrai qu'à votre âge on ſecoue difficilement les préjugés ; je dis à votre âge, car vous êtes un Eleve ſuranné, & vous n'avez pris le maſque d'Etudiant que pour vous permettre un ton bien contraire à la décence & à l'urbanité qui doit diſtinguer tout homme vraiment inſtruit. On vous reconnoît ſous l'enveloppe : l'étourderie, la préſomption, voilà les défauts du jeune âge ; la méchanceté, la diffamation ne ſont point ſont partage.

Il eſt d'une grande importance de mettre le Public en garde contre les erreurs qui peuvent nuire à ſes plus chers intérêts ; ce motif ſeul m'oblige à faire quelque attention à un libelle qui, par lui même, doit être condamné à l'oubli.

Mon but en écrivant ſur l'Art des Accouchements, a été d'y établir une ſaine pratique : j'ai cru ne pouvoir y parvenir ſans commencer par en proſcrire une mauvaiſe adoptée depuis long-temps.

Pour remplir cet objet, j'ai été obligé de publier l'Hiſtoire des Accoucheurs, de préſenter la doctrine des anciens, de faire revivre & de développer des préceptes oubliés dont l'expérience m'a démontré l'avantage, & auxquels les modernes en avoient ſouvent ſubſtitué de dangereux ; j'en ai conclu qu'il y a des principes certains d'après leſquels on peut porter l'Art à un tel degré de perfection, qu'il ſoit poſſible de conſerver, dans tous les cas périlleux, la vie des meres, & ſouvent celle des enfants.

Aucun Ouvrage ne renferme tous les principes capables de parvenir à cette perfection. Tous les livres d'Accouchements contiennent un mélange de vérités & d'erreurs : Mauriceau, Roederer, M^rs. Levret & Camper, pour n'être pas partis d'après des dimentions juſtes, ont mal obſervé & propoſé des préceptes dangereux. J'ai entrepris de développer les vices de leurs manœuvres : j'ai ſenti la tâche que je m'impoſois ; mon caractere, mes intentions m'ont prémuni contre le fiel de la ſatyre : j'en appelle à tout juge impartial ; ma critique ne tombe que ſur les erreurs : vainement mon Cenſeur les protege, il n'empêchera jamais qu'on ne regarde les obſervations que j'ai proſcrites, comme des obſervations funeſtes aux enfants & ſouvent aux meres : on a propoſé pour modele des opérations meurtrieres ; c'eſt qu'on les apprécioit ſans doute à raiſon de la peine qu'il en coûtoit pour les exécuter.

J'ai cru qu'il falloit publier un nouveau corps de doctrine fondé sur la raison & l'expérience, parceque Smellie lui-même n'est pas exempt d'imperfections, comme je l'ai prouvé dans mon ouvrage.

Dans ce dessein, j'ai enseigné les Accouchements, les maladies des femmes, celles des enfants, &c. Je fais pratiquer l'Art sous mes yeux à ceux qui suivent mes leçons. Pour multiplier davantage l'expérience, je donne gratuitement mes secours aux malheureuses femmes qui les réclament : je me trouve payé avec usure de cet exercice fatiguant. Ces moyens qui ont multiplié mes observations, souvent dans les cas les plus laborieux, me permettent de me placer à côté de ceux qui exercent depuis long-temps : c'est donc à tort que vous me reprochez ma jeunesse ; l'âge & la barbe font présomption, mais ne font pas raison.

Vous me supposez un esprit de parti ; je n'en ai aucun. Pouvez-vous, M. le prétendu Etudiant en Chirurgie, en dire sincérement autant ? Ma qualité de Médecin n'a-t-elle pas ému votre bile ? Suivant vous, pag. 45, » aucun Docteur ne doit » se livrer à la pratique des Accouchements : — Cet Art appar» tient exclusivement aux Chirurgiens ; ils y ont excellé ; ils » en ont reculé les bornes au delà de leurs espérances «. Voilà vos motifs dégagés d'un bourbier d'injures.

Donnez donc des preuves de ces progrès immenses ? Quels bons principes trouverez-vous dans Ambroise Paré, dans Mauriceau, dans M. Levret qui n'aient été mieux établis par Hippocrate, Paul d'Ægine, Rhodion, Moschion, Deventer, Smellie, & une infinité d'autres Médecins ? Quelles sont ces découvertes des Chirurgiens, qui ont reculé les bornes de l'Art au delà de leurs espérances ? Sont-ce des instruments absolument oubliés ? est-ce un tire-tête moderne abandonné par son propre inventeur ? est-ce un forceps ? ce lourd & effrayant instrument a des inconvénients qui ne se rencontrent point dans celui d'un peuple voisin, dont la jalousie de Mauriceau nous a empêché de jouir dès ſon origine. Vous niez ce fait, vous niez tout. Liſez la vingt-ſixieme obſervation, que j'ai citée, & vous verrez que cet Auteur préſomptueux ſe vante d'avoir fait échouer les projets de Chamberlain, qui vouloit vendre au Gouvernement François le ſecret de cet inſtrument. J'ai prouvé tout ce que j'ai avancé ; j'ai indiqué les ſources où j'ai puiſé. Quant à vous, des mots, des exclamations, des injures atroces, un perſiflage auſſi ennuyeux que ridicule : voilà votre réponſe, voilà vos armes.

Vous alléguez que les Chirurgiens ſont ſeuls en poſſeſſion d'exercer cet Art : il n'y a pas d'Etudiant qui ne ſache le contraire ; & quand cela ſeroit vrai, peut-on alléguer la preſcription pour de ſemblables objets ? Parcourez l'Europe entiere, vous verrez les nations attentives à la population, réunir l'art à la ſcience. L'Allemagne, la Pruſſe, la Suede, l'Angleterre, n'ont confié l'Accouchement des femmes dans les Hôpitaux, qu'aux ſeuls Médecins.

Après avoir veillé par ces moyens pratiques au bonheur de chaque individu, ces gouvernements ont porté leur bienfaiſance ſur l'eſpece humaine entiere en dirigeant leurs ſoins vers l'inſtruction qu'ils ont pareillement confiée à des Médecins. L'avantage qu'ont ſur nous, en cette partie, les nations étrangeres, prouve que c'eſt là le vrai moyen de reculer les limites de cet Art. Je me ſuis fait un devoir de mettre ces exemples à profit pour ma patrie, en propoſant de porter au plus haut degré de perfection des établiſſements ſi utiles.

Tous les préceptes fructifient, lorſque la pratique eſt réunie à la théorie : trois grands objets doivent en ce genre fixer principalement l'attention des Gouvernements ; les accouchements, les maladies des femmes, & la conſervation des enfants. Il faut une unité dans la doctrine, une unité dans l'inſtruction : il faut un établiſſement permanent, d'où la lumiere, comme d'un foyer, ſe répande de toutes parts. Des Miniſtres en France ſe ſont occupés de cet objet important ;

un d'eux m'avoit demandé de lui développer mes vues : j'ai mérité ses attentions ; mais pour vous, vous interprétez malignement mes idées, c'est là votre ressource ordinaire.

Je laisse les invectives qui annoncent votre foiblesse, & je passe à quelques-unes de vos objections.

Avancer, comme vous le faites, M. le Critique, pag. 67, qu'il est ridicule de dire qu'un accouchement naturel peut être réduit à un plus naturel ; c'est prouver que vous ignorez que la nature fertile en moyens peut prendre différentes routes, dont les unes sont plus faciles que les autres. Vous ne savez point, Censeur injuste, que le grand art d'un Accoucheur est de rappeller la nature à elle-même, de profiter avantageusement des dimentions respectives ; & lorsqu'elle panche vers une route laborieuse, de la diriger vers une autre plus facile.

Vous regardez comme ridicule, pag. 5, le précepte d'Hippocrate qui prescrit en certaines circonstances, des illinitions chaudes vers l'orifice de la matrice, & dans d'autres des fumigations de cumin d'écorce de pin, & en revanche vous préconisez des préceptes dangereux substitués par des Chirurgiens.

Apprenez M. l'Etudiant que la santé consiste dans une harmonie entre nos divers organes ; tous ne sont pas montés au même ton, le trouble qui survient à l'un d'eux, ne s'étend pas toujours aux autres. Cette vérité se manifeste sur-tout dans le temps de l'accouchement : alors la matrice a trop ou trop peu de force ; l'orifice seul offre quelquefois résistance ; dans ce dernier cas, les anciens portoient vers cette partie de l'huile chaude ou les vapeurs de l'eau ; mais lorsqu'il falloit diminuer l'érétisme de tout ce viscere, ils faisoient sur le bas-ventre des illinitions d'huile chaude. Si ce viscere au contraire manquoit de ton, alors ils employoient des fumigations avec des aromates, des résines, & sur le bas-ventre des liniments âcres & corroborants.

Cette médecine topique n'est elle pas préférable à celle qu'on met souvent imprudemment en usage, ainsi qu'à l'emploi des instruments qui ne lui ont été substitués qu'aux dépens de la vie des meres & des enfants : n'est-elle pas préférable à celle que Mauriceau vouloit introduire ? Lorsque l'accouchement étoit trop lent à son gré, il donnoit à l'intérieur deux gros de séné. J'ai cru cette pratique dangereuse dans bien des cas. Cet Accoucheur n'a pas spécifié ceux où elle pouvoit être utile, & quelquefois lui même en a fait une mauvaise application, malgré la précaution qu'il prenoit de saigner avant de donner ce remede. Mauriceau, ai-je dit, devoit quelquefois allumer la fievre, causer des convulsions, enfin porter trop haut le ton du systême, sans monter celui de la matrice au même degré. Vous défendez ici Mauriceau en niant les faits, & en disant *Roger ment*. Je passe sur ce prétendu bon mot : voyons cependant qui de vous ou de moi est Roger. Voici comme Mauriceau s'exprime dans son observation 506. » La femme avoit de mé» chantes douleurs. = Je la fis saigner, & lui donnai deux gros » d'infusion de séné ; deux heures après, je la fis saigner une se» conde fois, de peur qu'étant trop échauffée, elle ne fut prise de » convulsions, à quoi elle me paroissoit avoir de la disposition «. =Mauriceau ajoute encore à ce remede irritant, des lavements avec le miel mercurial, & avoue que cet accouchement fut très laborieux. Dans l'observation 323 la femme avoit eu deux accès de convulsions. Il donne le séné qu'elle vomit malgré la précaution de la saignée ; il ose même y revenir une seconde fois. Eh bien ! M. l'Etudiant, lequel de nous deux a menti ? Décidez.

Vous ne voulez pas que l'enfant, renfermé dans la matrice puisse changer quelquefois de position au début de l'accouchement. Vous niez les faits : faut-il s'en étonner, puisque vous vous refusez à l'évidence. J'ai vu un enfant présenter la tête à l'orifice au début du travail, le lendemain l'épaule, le surlendemain les quatre extrémités. Au mois de Juillet 1775, une femme vint accoucher dans mon amphithéatre ; l'enfant présentoit la tête ; la mere se plaignoit d'une froideur excessive vers les parties ; une Sage-Femme veut y remédier en lui injectant fort imprudemment de l'eau chaude : la surprise, la douleur changent aussi-tôt la position de l'enfant ; on m'appelle, & je sens les pieds après avoir reconnu un instant avant la tête.

Vous vous élevez, sur-tout lorsque j'annonce que ce changement de position peut être l'effet de la mauvaise situation donnée à la mere. Des observations de Smellie, auxquelles je puis joindre les miennes, m'ont prouvé qu'une mauvaise situation donnée à la femme, peut changer la position de l'enfant, & rendre l'accouchement laborieux. Je n'ai point approuvé, dans ce cas, les balancements ordonnés par Hippocrate, comme vous l'insinuez ; j'ai même dit qu'ils étoient le fruit d'une mauvaise physiologie ; j'en ai conclu seulement que les anciens avoient observé que les positions que pouvoit prendre la femme n'étoient pas toujours indifférentes.

» Lorsque l'enfant n'est venu au monde, dit Hippocrate, » que par le secours d'un instrument, comme alors il est foi» ble, il ne faut point lui couper le cordon ombilical, qu'il » n'ait crié & uriné «. J'ai inféré de ce passage, ainsi que de bien d'autres que je n'ai pas cités, que parmi les instruments qu'employoit Hippocrate dans l'Art des Accouchements, il est probable qu'il y en avoit qui n'étoient point dangereux pour l'enfant. Ici, pour me contredire, vous affectez l'érudition grecque, & vous faites autant de fautes que vous écrivez de mots. *Ne sutor ultra crepidam :* apprenez donc à lire & à écrire le Grec avant de renvoyer les autres au lexicon. Quant au mot μηχανη que vous dites ne pas signifier instrument, ouvrez les Racines Grecques & le Dictionnaire, faites-vous lire le mot, priez que l'on consulte pour vous Vanderlinden & autres Traducteurs d'Hippocrate, & vous apprendrez que vous êtes dans l'erreur.

Non seulement dans le passage que j'ai cité vous prétendez

qu'il n'eſt point queſtion d'inſtrument, mais pour l'unique plaiſir de me contredire, vous décidez qu'Hippocrate n'en avoit qu'un, & qu'il étoit deſtructeur. Priez encore que l'on vous ouvre Fœſius & Galien, *in exegeſi vocum Hippocratica-rum*, vous verrez que ces Auteurs parlent de pluſieurs inſtruments employés par Hippocrate dans l'Art des Accouchements. — Pour vous épargner des recherches qui ſont probablement au deſſus de vos forces, je ferai mention ici de trois; d'un ελχυστρ qui ſignifie attracteur, un εχθύη, dont la ſignification même, &, à plus forte raiſon, la forme eſt inconnue; enfin un ὀνύξ, très bien connu, très bien décrit chez les anciens & par les Commentateurs, c'étoit un crochet ſemblable aux griffes des oiſeaux de proie; & parceque ce mot ſignifie également ongle, il a plu à des ignorants de dire, & vous avez répété d'après eux, que l'inſtrument dont Hippocrate faiſoit uſage dans l'Art des Accouchements, étoit un petit canif que l'on plaçoit ſur l'ongle du pouce pour dépécer l'enfant : voilà franchement du ridicule.

Ne venez donc plus faire parade d'érudition grecque, ni même d'érudition latine; car vous ne réuſſiſſez pas mieux. A l'article de Moſchion, vous prenez *hîc* adverbe, pour *hic* pronom. Cet *hîc* fût-il, comme vous le voulez, un pronom; ne pourroit ſe rapporter à *obſtetrix* qui eſt féminin : le pronom doit être de même genre que le nom. Mais je ne veux pas prendre la tâche de m'établir votre maître d'école & votre précepteur : paſſons à d'autres objets.

Vous dites que les préceptes que je donne comme de Moſchion, ne ſe trouvent pas dans cet Auteur : celui d'amener les pieds à l'orifice eſt à la ſuite de la phraſe même que vous avez ſi mal expliquée. Vous êtes ſur chaque article de la même franchiſe.

Vous chaſſez de leur niche Hippocrate, Paul d'Ægine, Rhodion, Moſchion & autres, pour y placer pompeuſement Ambroiſe Paré. Vous dites que ce Chirurgien eſt le premier qui ait prefcrit de dégager les bras. Vous ferez donc toujours de mauvaife foi ? N'ai-je pas dit que cette manœuvre intéreffante remonte au Médecin Rhodion, qui pratiqua les accouchements à Francfort avec le plus grand fuccès ? Ce précepte de dégager les bras, eft configné dans le quatrieme chapitre de fon Traité : il le répete en plufieurs endroits. Cet Ouvrage, qui dans fon temps fervit de modele à l'Europe entiere, a été connu de Paré, de Mauriceau qui en ont tiré grand parti fans le citer jamais. J'ai donc eu raifon d'écrire que Paré n'a été en accouchements qu'un compilateur, qui n'a rien dit qu'on ne connût avant lui ? que l'étalage qu'il fit des inftruments meurtriers d'Albucafis & autres a été plus nuifible qu'avantageux à l'Art ? Vous faites pour le juftifier beaucoup de points d'exclamation; vous écrivez beaucoup d'injures : voilà ce que vous oppofez à des preuves.

Il feroit ridicule de faire un gros volume pour relever les erreurs d'un Etudiant, la deuxieme partie de mon Ouvrage fera ma vraie réponfe, parcequ'elle contiendra des principes abfolument oppofés aux vôtres. = Vous niez, pag. 8, que l'enfant fortant par les pieds, on doive & l'on puiffe dégager la tête en portant la main fur toute la face, comme le prefcrit Hippocrate. Je prouverai que quoique vous en difiez, j'ai pour moi la raifon & l'expérience, que ce moyen eft fouvent le feul qui puiffe conferver la vie de l'enfant. Vaut-il mieux, comme le font certains Accoucheurs, porter les doigts dans la bouche, au rifque de luxer la mâchoire inférieure, ou d'en féparer la fymphife ? Vaut il mieux porter les doigts fur les orbites, au rifque de créver les yeux, comme on vient d'en avoir un exemple malheureux ? Vaut-il mieux porter les doigts entre la nuque & fur la clavicule, & tirer en en bas, comme le prefcrivent vos maîtres ? Demandez leur combien ils ont amené d'enfants vivants par ce moyen, à moins que le baffin ne fût très large & la tête fort petite : confultez Smellie, il vous l'apprendra. Je laiffe vos préceptes faux fur l'enclavement : je ne répondrai point à tout le jargon de la page 31 & 32. Vous dites qu'on ne peut pas replacer convenablement une tête qui ſe préſente mal ſur le baſſin, & vous ordonnez de la reporter dans la matrice pour aller chercher les pieds : qui peut le plus, peut le moins. Vous oſez dire que, l'enfant venant par les pieds, il ne faut faire des attractions que dans l'intervalle des douleurs : il n'y a pas d'Etudiant qui en voyant votre précepte, n'ait crié : *ah l'ignorant !* Votre manœuvre expoſe toujours la vie de l'enfant, & ſouvent celle de la mere ; les hémorrhagies peuvent en être la ſuite : la plupart des chûtes de matrice & de vagin ont été le produit de cette mauvaiſe maniere d'agir.

Vous niez le reculement du coccyx : c'eſt aller contre la raiſon & l'expérience. —Vous dites que l'extraction de la tête reſtée dans la matrice a été l'objet de bien des diſcuſſions aux Ecoles de Chirurgie. Quoique vous m'ordonniez de me taire, je ne puis m'empêcher de vous dire que cela ne doit pas être matiere à tant de diſcuſſion. La tête eſt-elle trop groſſe pour franchir le baſſin, il faut en diminuer le volume : eſt-elle proportionnée, il faut en placer convenablement les dimentions, autrement on verra à ſa honte ſe renouveller l'obſervation que Peu a rapportée. Pluſieurs Accoucheurs avoient inutilement employé des inſtruments & toutes leurs forces pour extraire une tête qui, d'après leurs manœuvres, étoit reſtée dans la matrice : la femme eſt abandonnée ; la nature ſemble ſe tire de tant d'ignorance ; un beſoin naturel ſe fait ſentir, & la tête ſort ſans ſecours. Que de réflexions ſe préſentent à l'eſprit ! Je vous laiſſe déraiſonner à votre aiſe en tâchant de juſtifier Roederer d'avoir fait une foule d'opérations cruelles & meurtrieres ..... Je vous abandonne cet Eleve pour juſtifier mes opinions ſur ſon Maître.

J'ai diſcuté les Ouvrages de M. Levret, & c'eſt un crime à vos yeux : mais ce Chirurgien doit-il être regardé comme un oracle infallible ? en parcourant la carriere, a-t-il atteint les limites ? faut-il élever des colonnes où il s'eſt arrêté ?

J'avois été tenté de le croire ſur parole, comme les autres, tant je ſentois de difficulté à percer l'obſcurité qui l'enveloppe; j'y ſuis revenu à pluſieurs fois; la méfiance de l'aſcendant que donne la renommée, a épuré mon admiration : j'ai lu, étudié, médité chaque chapitre, chaque obſervation; j'ai rapproché les idées diſperſées, j'ai cherché à l'interpréter par les obſervations qu'il propoſe pour modeles; enfin il m'a beaucoup plus arrêté que ceux même dont j'ai adopté la doctrine ſalutaire.

J'ai dit que M. Levret regarde le diametre de devant en arriere du baſſin comme le plus grand. Vous niez le fait. Vous diſiez à l'article de Mauriceau, *Roger ment* : ici vous êtes auſſi laconique, mais plus énergique; *mentiris impudentiſſimè* : voilà le genre de vos preuves. Pour moi, je n'en ai d'autres que de citer les propres paroles des Auteurs. M. Levret, page 136 de l'édition des accouchements laborieux, faite en 1770, dit : » Je crois devoir avertir que j'en- » tends par le petit diametre du détroit du baſſin, le trajet » d'une ligne mitoyenne qui iroit d'un os ileum à l'autre, » & par le grand, celui qui iroit de la ſymphiſe des os pubis » à l'os ſacrum «. M. Levret aſſigne à ce grand diametre ſix pouces, ce qu'on peut lui défier de vérifier, même ſur un baſſin trop large. Dans le même volume à la page 152 des remarques de pratique, ce même diametre eſt regardé comme le plus petit : dans ſon Art des Accouchements, il aſſigne ces dimentions plus juſtes; il réimprime les accouchements laborieux avec ſes premieres erreurs, ſes principes contradictoires & ſes manœuvres qui en ſont les conſéquences. J'ai relevé tant d'incertitude, de contradiction, d'obſcurité, & pour défenſe vous oppoſez des injures groſſieres : tels ſont vos arguments ordinaires.

M. Levret s'eſt également trompé ſur les dimentions de la tête de l'enfant (Voyez p. 20 Accouch. lab.). Il n'a point fait attention aux poſitions reſpectives de la matrice & de l'enfant dans l'accouchement naturel ; c'eſt pourquoi depuis la page 32 juſqu'à 52, il combat Deventer qu'il n'a pas entendu. — L'obliquité de la matrice lui paroît une erreur de la nature ; auſſi preſcrit-il alors de percer les eaux, d'aller chercher les pieds ; c'eſt ce qu'il appelle un coup de Maître. (Voyez ſa cinquieme obſervation) & c'eſt ce que j'ai déja prouvé être un coup bien dangereux. — Il borne à tort la nature à une ſeule marche p. 311. --- Celle qu'il aſſigne eſt fauſſe ; & pour la prouver, il fait abus de géométrie depuis la p. 297 juſqu'à 317 (Art des Accouchem.). -- D'après tant d'erreurs, des effets naturels ſont pris pour des cauſes de déſordre (Voy. ſes obſervat.). --- On pourroit s'arrêter à bien d'autres fautes. --- Ce ſeroit folie de tenter de les réfuter ; il vaut mieux établir une bonne doctrine, c'eſt la ſeule réfutation convenable : vous paſſez ſur tous ces objets comme ſur des charbons ardents, & vous employez ridiculement cinq à ſix pages en patos apologétique des inſtruments.

Voyons enfin ſi dans l'examen des obſervations de M. Levret, j'ai fait briller, comme vous le dites, des talents déſiguratifs.

Dans la premiere obſervation qui, comme les autres, eſt préſentée d'une maniere fort obſcure, j'ai dit qu'on eut grand tort d'abandonner pendant cinq jours une femme à des vives douleurs, plus grand tort encore d'attendre de la nature, après cinq jours, des ſecours qu'elle ne pouvoit donner ; le troiſieme tort enfin & le ſecond de M. Levret, fut de terminer cet accouchement d'une maniere peu conforme aux regles qu'exigeoit l'Art. Vous niez toujours les faits conſignés dans les Auteurs. Vous dites p. 55, qu'il n'y avoit que de foibles douleurs ; & M. Levret p. 106, dit : » Le ſurlendemain » les douleurs devinrent fortes «. Je dis qu'après cinq jours, M. Levret a tort d'attendre encore. Vous répondez, p. *idem* : Pouvoit - il appliquer le tire - tête avant d'être arrivé ? Et M. Levret, p. 109, en parlant de M. Sarau, dit : » Son avis » fut d'attendre un peu, pour voir ſi la nature ne nous ai-

» deroit pas : en effet, il sembloit qu'il y avoit encore quel-
» que légere espérance que cela pourroit arriver, parceque
» les douleurs se soutenoient. Notre parti étant pris de tem-
» poriser, M. Sarau sortit «.

Je laisse ces accessoires, & je prouve que cet accouchement n'a point été terminé selon les vrais principes de l'Art; que ces principes ont été inconnus aux Chirurgiens François appellés dans cette circonstance : je vais prouver enfin qu'avec la connoissance des bonnes méthodes, ils eussent conservé la vie de l'enfant qui fait le sujet de cette observation. Portons ces vérités au dernier point de démonstration : telle étoit la position de l'enfant, selon M. Levret p. 109. » C'étoit un pa-
» riétal & non le sommet de la tête qui se présentoit ; elle
» s'inclinoit beaucoup plus du côté gauche que du côté droit
» de la mere ; elle étoit enclavée dans le détroit des os du
» bassin, la face en dessous & un peu de côté. --- La tête
» appuyoit fortement sur la tubérosité de l'ischion gauche ;
» elle ne touchoit point du côté droit «.

Recherchons quelle est ici la vraie cause de l'obstacle, pour mieux faire sentir la fausseté & le danger de toutes les manœuvres & de tous les raisonnements dont on s'est servi en une circonstance qui se présente fréquemment au détriment des meres & des enfants.

La tête de l'enfant peut prendre différentes positions pour franchir le bassin ; mais dans toutes ces positions, l'accouchement ne se termine pas avec la même facilité. La plus aisée, que j'établis la premiere, est celle où le derriere de la tête de l'enfant, c'est-à-dire l'occiput, répond antérieurement au côté gauche de sa mere, le corps ainsi que la matrice étant inclinés à droite. --- Cette premiere position est celle qui se présente le plus ordinairement. Dans celle que je regarde comme la seconde, l'occiput de l'enfant répond au côté droit de la mere. —Cette position moins fréquente que la premiere, est toujours plus laborieuſe : on peut en donner une foule de raiſons que je développerai dans ma ſeconde partie.

La tête ſe meut ſur la colonne épiniere comme ſur un pivot ; & ſa ſortie du baſſin peut être juſtement comparée, d'après Hippocrate, à une olive renfermée dans un flacon à col étroit ; elle ne peut franchir l'ouverture qu'autant qu'elle préſente l'une ou l'autre extrémité de ſon grand diametre, jamais elle ne ſortira, ſi elle ſe préſente en travers : or, c'eſt ce qui arrive ſouvent dans notre ſeconde poſition, & c'eſt ce qui eſt arrivé ici. Les forces de la matrice doivent ſe diriger du fond de ce viſcere ſur toute la colonne épiniere de l'enfant, & de là vers l'occiput qui dans la premiere poſition plonge dans le baſſin du côté gauche tandis que le fond de la matrice eſt à droite ; & dans la ſeconde plonge du côté droit tandis que le fond de la matrice répond au côté gauche.

Dans la ſeconde poſition la direction des forces de gauche à droite n'eſt pas auſſi franche que dans la premiere poſition de droite à gauche ; auſſi arrive-t-il ſouvent dans cette ſeconde poſition, que les forces ſe dirigeant mal, c'eſt-à-dire de droite à gauche, elles font deſcendre le front à gauche au lieu de l'occiput à droite ; alors le front s'arrête ſur la tubéroſité de l'iſchion du côté gauche, & le grand diametre de la tête eſt en travers dans le baſſin. Smellie reconnut cette erreur de la nature ; il relevoit la face vers laquelle les efforts ſe portoient ; à ce moyen l'occiput s'abaiſſoit, les forces venoient s'y diriger, & la tête franchiſſoit le baſſin.

La méthode qu'a employée M. Levret pour dégager la tête, eſt bien différente ; elle eſt dangereuſe, & quelquefois même elle ſera impraticable. Voici de quelle maniere cet Accoucheur fit le dégagement.

» Ce fut, nous apprend-il p. 115, en faiſant décrire au » viſage une grande portion de cercle dont l'angle des os » pubis peut être conſidéré comme centre, & la courbure

» de l'os sacrum, celle du coccyx, comme circonférence; en » sorte que pendant que le visage de l'enfant fait tout ce » chemin, le derriere de sa tête en fait si peu, qu'on pourroit » presque la regarder comme immobile sous l'arcade des os » pubis «. Je dis que ce dégagement est mal vu; qu'à ce moyen on fait sortir l'olive en travers; & que s'il a réussi dans cette circonstance, c'est que le bassin étoit très grand, & que sur des grands bassins des mauvaises manœuvres peuvent être quelquefois exécutées. Je dis que c'est à tort qu'on propose cette maniere d'opérer pour modele, parceque dans un bassin qui n'aura que de justes proportions, elle sera impossible, & dès-lors on ira toujours en multipliant les difficultés, les cruautés, comme il est arrivé dans la troisieme observation du même Auteur que nous verrons bientôt.

M. Levret s'égare bien davantage dans la recherche des causes. Il falloit s'attacher aux grandeurs de la tête & du bassin, aux proportions, aux dimentions : ici cet Auteur s'en prend à l'attache du placenta. J'ai vu le placenta à droite & à gauche, & les enfants sont venus heureusement au monde : M. Levret en a la preuve lui-même dans sa vingt-septieme observation : dans sa troisieme, la position est la même que celle que nous examinons, l'obstacle doit être le même : pourquoi donc change-t-il d'opinion, & recourt-il à l'enclavement des épaules ?

Quand la tête descend par la face, elle présente trop d'étendue dans le bassin, il ne s'agit que de la relever pour faire présenter l'occiput qui est l'extrémité de son grand diametre : Smellie a eu le plus grand succès de cette méthode : j'ose ici joindre mes expériences aux siennes, & il est impossible de prouver que la manœuvre que j'indique ne soit pas la meilleure, & même la seule capable de conserver la vie à la mere & à l'enfant.

Je n'ai donc pas eu tort de dire que ni M. Levret, ni les célebres Accoucheurs François appellés dans cette circonstance, n'ont apperçu ni la vraie cause du désordre ni la maniere facile d'y remédier ; qu'ils ont été fort embarrassés par ce défaut de connoissance ; que s'ils eussent possédé l'Art, il n'en eût pas coûté la vie à tant d'enfants & souvent à des meres ; celui qui fait le sujet de cette observation n'eût pas péri, & la femme n'eût pas été plusieurs jours à ne pouvoir uriner qu'avec le secours de la sonde, ainsi que nous l'apprend le même Auteur, p. 121.

Dans la seconde observation, la position de l'enfant est la même, l'obstacle est également le même. M. Levret, p. 125, dit : » La face étoit en dessous, un peu de côté ; le pariétal » gauche étoit appuyé sur la tubérosité de l'ischion gauche » de la mere, & ne touchoit point du tout à la tubérosité » de l'ischion droit «. M. Levret pendant l'intervalle de deux douleurs tenta de redresser la tête. J'ai osé interprêter cet Auteur, en disant qu'il s'y prit sans doute comme Mauriceau qui vouloit faire présenter le milieu du sommet sur le milieu de l'ouverture du bassin : manœuvre inutile, puisqu'elle laisse toujours l'olive en travers. La manœuvre de M. Levret que vous ne nous dévoilez point, n'a aucun succès. Les douleurs étant vives, comme il arrive toujours dans cette position, il survint une hémorragie. M. Levret nous dit : » Elle dura en» viron deux heures, pendant lequel temps la femme perdit » du sang considérablement sans en paroître plus foible ; ce» pendant au bout de ce temps, il lui prit une petite foi» blesse : je crus devoir profiter de ce moment, où tout étoit » en relâche, pour faire quelque tentative. J'introduisis une » main pardessous la tête, & une douleur vive succédant à » cette introduction, procura l'issue de la tête hors de la » vulve «.

Pourquoi, au risque de faire périr cette femme, la laisser pendant deux heures en hémorragie, & ne chercher à la secourir que lorsqu'on voit des foiblesses ? J'ai dit que M. Levret en introduisant la main pardessous la tête, releva la face

face, abaissa l'occiput, & que la tête étant bien placée; les efforts de la matrice l'emporterent sur ses vues. Je lui ai supposé une intention très raisonnable, en lui donnant celle d'aller chercher les pieds; car il ne cherchoit pas à relever la face & faire descendre l'occiput, puisque, comme on l'a vu dans l'observation précédente, il abaisse de plus en plus la tête de l'enfant pour lui faire parcourir la courbure de l'os sacrum & du coxis (Voy. p. 115.). Si M. Levret s'étoit proposé d'exécuter cette manœuvre, pourquoi celle qu'il mit en usage avant l'hémoragie n'eut-elle pas le même succès? pourquoi dans la suite de sa pratique n'opéra-t-il pas de la même maniere, plutôt que de laisser percer le crâne & vuider le cerveau d'une tête bien proportionnée sur un bassin bien fait. (V. 3me observ.). — Je n'ai donc pas eu tort de dire que cette terminaison fut inopinée pour M. Levret, & que s'il se fût rendu compte du méchanisme par lequel elle s'est opérée, il eût rectifié les principes & les erreurs qu'il établit; que les événements eussent toujours été aussi heureux qu'ils le furent ici; qu'enfin cette observation confirme elle-même la vérité des principes simples que j'ai adoptés & développés. — Cette foiblesse, suite de l'hémorragie, fut donc heureuse pour la mere & pour l'enfant, autrement on eût attendu de la nature des secours qu'elle ne pouvoit donner, on eût laissé long-temps souffrir la mere, & après la mort de l'enfant on eût été obligé d'employer des instruments, tandis que la main seule a rétabli tout dans l'ordre & conservé deux êtres à la fois.

M. Levret en une autre partie de son ouvrage intitulé: *Cause des Accouch. lab.*, dit p. 3. » Jai assisté, il y a nombre d'an-
» nées, à un accouchement laborieux qui embarrassa beau-
» coup de personnes très habiles: la tête de l'enfant se présen-
» toit la premiere; elle étoit parvenue dans le vagin avec assez
» de facilité; on fut cependant obligé de terminer cet accou-

» chement par les moyens extrêmes : on fut fort ſurpris de » cette difficulté qu'aucune circonſtance ne parut capable d'a» voir occaſionné ; car la tête & le corps de l'enfant étoient » auſſi bien diſpoſés que les os du baſſin de la mere. Un des » conſulants avoua que ce n'étoit point le premier exemple » qu'il eut d'un pareil cas, & tous convinrent qu'il y avoit » dans ce travail quelque choſe d'extraordinaire qui n'étoit » point connu. je me promis dès ce moment d'examiner » ſcrupuleuſement ce phénomene à la premiere occaſion «. —Terminer un accouchement par des moyens extrêmes, le baſſin étant bien conformé & la tête bien proportionnée ? Quelle propoſition ! On verra dans la troiſieme obſervation quels ſont ces moyens extrêmes.

J'ai dit que ce qui a paru ſi incompréhenſible à ces Accoucheurs n'eût pas paru tel à Smellie. M. le Critique me demande comment je le ſuis : je vais le lui dire. — Les obſtacles ſont ici les mêmes que les précédents. Les Anciens que M. l'Etudiant appelle des radoteurs, ſavoient bien qu'il ne ſuffiſoit pas qu'une tête ſe préſentât ſur le baſſin pour qu'elle pût le franchir, mais qu'elle devoit encore ſe préſenter en une bonne poſition ; c'eſt ce qu'on peut prouver d'après Hippocrate & Paul d'Ægine. Smellie a fait revivre ce principe, & a mieux developpé que ſes prédéceſſeurs le méchaniſme par lequel la tête franchiſſoit cette cavité en s'avançant par une des extrémités de ſon grand diametre : il ne s'arrêtoit point, lorſqu'elle étoit en travers, à des attaches latérales de placenta, à l'enclavement imaginaires des épaules ; rebuté de ces faux raiſonnements qui ne menoient pas à réſoudre l'obſtacle, il s'attachoit aux dimentions, & ayant reconnu que tout le déſordre vient dans les circonſtances que nous avons examinées de ce que les grandeurs ne ſont plus en un rapport mutuel, il terminoit conformément au vœu de la nature, en rétabliſſant la correſpondance entre la tête & le baſſin. L'Art dans ſes mains eût alors le précieux avantage de venir ſimple, facile, & de conſerver deux êtres à la fois.

Dans la ſeconde obſervation de la ſeconde partie des accouchements laborieux, une Sage-Femme eſt appellée au début du travail : l'enfant étoit placé favorablement : l'occiput répondoit au côté gauché antérieur de la mere ; le cordon ombilical étant deſcendu après l'écoulement des eaux, la Sage-Femme avoit tenté de le reporter dans la matrice ; mais par ces mêmes tentatives elle avoit relevé l'occiput qui étoit à gauche, & le front étoit venu ſe porter à droite ſur la tubéroſité de l'iſchion. = Il falloit relever la face & abaiſſer l'occiput, & tout étoit dans l'ordre. — N'eſt-ce pas ici le même obſtacle que dans les obſervations précédentes, avec cette différence qu'il ſe paſſe ici à gauche ce qui s'eſt paſſé à droite ; avec cette différence encore que le déſordre dans les autres cas venoit de la nature ? Ici il n'eſt le plus ſouvent produit que par l'impéritie : auſſi eſt-ce la Sage-Femme qui a cauſé le trouble. Un inſtant après l'arrivée de M. Levret, la femme mourut : cet Accoucheur fait l'opération Céſarienne ; il trouve les épaules audeſſus du détroit ſupérieur, & les accuſe d'avoir cauſé la mort de cette infortunée & de ſon enfant. Mais où M. Levret vouloit-il donc que ces épaules fuſſent ſituées ? Ne voilà-t-il pas toujours le même obſtacle ? La face deſcendue, cet Accoucheur ne s'attache aucunement aux dimentions de la tête, à celles du baſſin, au défaut de rapport entre ces dimentions : peu certain même de l'enclavement des épaules, il dit p. 7 : » La difficulté de cet accouchement eſt venue de la ſituation latérale & oblique du » corps de l'enfant ; & c'eſt cette ſituation que je regarde » comme la cauſe la moins connue des accouchements laborieux «.

M. Levret n'y penſe pas : cette ſituation eſt des plus naturelles ; le fond de la matrice ſitué à droite, portoit ſes efforts le long de la colonne épiniere vers l'occiput qui étoit à gauche. L'obstacle, encore une fois, est venu de ce que la Sage-Femme en voulant reporter le cordon dans la matrice, a relevé du côté gauche l'occiput vers lequel les efforts se dirigeoient ; les forces alors se sont portées à l'autre extrémité du grand diametre, & ont fait plonger la face ; le front s'est arrêté sur la tubérosité de l'ischion, & l'olive placée en travers n'a pu franchir l'ouverture. Vous répondez à de semblables raisons ? » C'est en déraisonnant de cette » force qu'on veut se donner pour un aigle «. Glissons sur les inepties, laissons les méchancetés : voilà le genre ordinaire de vos preuves.

Voyons la troisieme observation. Je ne porterai pas plus loin la justification de mon examen & de mon jugement. » L'enfant, dit M. Levret p. 8, avoit le visage tourné vers le » côté droit de la mere. On pensa d'abord que la difficulté » venoit du volume extraordinaire des épaules : on se servit » du forceps. --- Ce moyen n'avança rien ; la résistance étant » supérieure à leurs efforts, on abandonna ce moyen auxi- » liaire, étant trop prudent pour risquer l'arrachement de la » tête. --- On délibera alors sur le parti qu'on prendroit : » mon avis fut qu'on tâchât de saisir une des épaules de » l'enfant, & de la tirer de côté en le repoussant dans la » matrice ; mais les Consultants jugeant que l'enfant étoit » mort, crurent qu'il étoit plus à propos d'employer les der- » niers secours par la voie des crochets. Celui qui n'avoit » pas encore travaillé à ce laborieux accouchement, vuida la » tête, & porta ensuite sa main sur une des épaules de l'en- » fant, qu'il repoussa un peu «. Cette tentative lui réussissant, il s'apperçut que le corps descendoit. » On reconnut que cet » enfant qui étoit à terme, étoit d'un volume naturel ; que » toutes les parties de son corps étoient bien conformées ; & » la main qu'on porta dans la matrice de cette femme pour

» juger de la vraie cause de cet accouchement pénible, ota
» les soupçons qu'on avoit d'abord eus sur sa conformation «.

» Ce fait présente diverses circonstances utiles que d'autres
» observations acheveront de confirmer «.

Toujours le même obstacle, la face descend la premiere : si la tête n'a pas franchi avec l'instrument, comme dans la premiere observation, c'est qu'on opere ici comme dans cette premiere observation où le bassin étoit large, tandis que celui-ci n'a que l'étendue nécessaire pour laisser passer la tête convenablement placée. -- On croit que l'instrument ne réussit pas, parceque les épaules sont enclavées. Cette opinion est, comme on voit, le fruit des observations faites sur le cadavre de la femme sur laquelle on a pratiqué l'opération Césarienne.

Ici on ne parle plus de l'attache latérale du placenta, comme dans la premiere observation ; on s'en prend aux épaules. Mais, indépendamment de ce que le diametre des épaules ne peut s'enclaver sur le détroit supérieur du bassin, j'ai démontré que du sommet de la tête aux épaules, il y a près de six pouces de distance, & que le bassin n'ayant pas cette profondeur, cet enclavement est imaginaire. Pour réponse, vous me dites p. 54 : » Il n'y a pas de géométrie
» qui fasse, quand l'expérience prononce «. Mais c'est votre fausse expérience que je combas. Puis à la p. 55 vous osez assigner huit pouces de profondeur au bassin. Vous ne craignez point le ridicule ? vous ne rougissez d'aucune allégation ? — Si on eût employé le forceps autrement qu'on ne l'a fait dans la premiere observation, on eût assurement réussi. Il falloit au lieu de faire faire ce grand contour à la face, abaisser l'occiput & le dégager sous la symphise, ce qui est tout opposé au précepte imprimé.

Où donc a traîné toute la fausse théorie & toutes les manœuvres que je condamne ici ? à percer le crâne d'un enfant d'un volume naturel qui se présentoit sur un bassin bien conformé.

Et l'on propose cette observation comme présentant diverses circonstances utiles ? Je la présente moi pour inspirer l'horreur des manœuvres qu'ici l'on établit. — A la suite de cette observation, M. Levret joint une foule de semblables exemples où les meres & les enfants ont été victimes. J'ai tenté de proscrire ces autorités dangereuses.

Je crois avoir assez prouvé qu'on a augmenté les obstacles au lieu de les vaincre. On s'est obstiné à arracher l'olive placée en travers ; on n'a eu nulle idée du méchanisme de la matrice, de son érétisme, de son engorgement, de ses contractions vraies & fausses. Il sembloit que l'Art des accouchements étoit le *nec plus ultrà* de l'esprit humain : tout étoit ici monstrueux.

Quand j'ai dit que l'Art bien développé conserveroit toujours la vie des meres ; que cet Art est si simple, qu'on ne pourra pas croire qu'on aie été chercher si loin ce qui est si près, c'est que je développerai toutes ces vérités. — par-là je mettrai en évidence votre ignorance, vos mensonges : vous aurez beau à meuter la ruche, me faire poursuivre par un essein d'insectes, la vérité n'en sera pas moins démontrée ; vous pourrez l'obscurcir : j'ai prévu les obstacles, les contradictions ; mais enfin elle triomphera tôt ou tard de vos outrages & de vos calomnies, & les éleves qui m'ont entendu & qui m'ont compris, m'aideront à la promulger ; vos efforts se briseront, & il ne vous restera que de l'impuissance & de la méchanceté.

Smellie, Vischer, Van de Pol & autres ont prescrit dans tous les accouchements où l'occiput de l'enfant est situé antérieurement, de faire plonger l'occiput pour le dégager sous la symphise du pubis. D'après ce principe salutaire, qui fut celui de Ronhouisen, M. Camper renverse les idées reçues dont l'expérience a prouvé des milliers de fois la vérité. Il veut qu'on applique le levier à l'autre extrémité du grand diametre de la tête, c'est-à-dire sur la mâchoire, pour faire parcourir à la face un cercle semblable à celui que M. Levret lui a fait parcourir dans sa premiere observation. Il divague dans ses idées; il ne donne aucune preuve de sa doctrine; il ne part point d'après des dimentions, & même il rapporte dans son Mémoire des observations qui prouvent contre ses propres principes. Ce Mémoire, peu digne de la réputation qu'à tant d'autres titres M. Camper a justement méritée, est dangereux, & par l'autorité de son Auteur & parcequ'il est inséré dans les Mémoires de l'Académie de Chirurgie. Le Critique me dit que je ne blâme M. Camper que parcequ'il est associé à cette Académie : voilà toujours le genre de ses preuves. Enfin M. Camper n'alléguant aucune bonne raison, a recours à l'approbation des autres. Il se congratule de celle de M. Tizing, Accoucheur de la Princesse d'Orange. Mais M. Tizing a écrit formellement à M. Tronchin, qu'il désapprouvoit la doctrine consignée dans ce Mémoire; il prie même M. Tronchin de communiquer à l'Académie son désaveu. Le jour où vous portez en triomphe votre Libelle diffamatoire aux écoles de Chirurgie, ce jour-même qui étoit le 25 Avril, où vous m'injuriez sur ce que j'ai dit de M. Camper, M. Louis lit en pleine assemblée la lettre de M. Tizing que M. Tronchin lui avoit remise: il est arrêté qu'on révisera ce Mémoire, & néanmoins la piêtre brochure n'en a pas moins été son chemin par le monde.

Voilà le dernier trait enfin que je vais citer de votre intégrité & de votre charité : il met le comble à tous les autres. Quand je blâme le génie instrumentant d'Albucasis, vous osez dire p. 17 : » Si ces deux bonnes gens que vous traitez » en arabes paroissoient, comment qualifieroient-ils les ma- » nœuvres inconsidérées & meurtrieres qui ont conduit au

» tombeau cette infortunée Fruitiere de la rue Zacharie avec » son enfant ? A plusieurs reprises, vous lui avez plongé le » poignard dans le sein. Vous voulutes vous servir du for- » ceps, cet instrument fut meurtrier dans vos mains : c'est » l'opiniâtreté que vous eutes dans cette opération qui est fé- » roce ; c'est vous qui êtes un arabe «.

Quoi, si jeune encore, vous connoissez l'art de tramer de semblables noirceurs ! Avez vous cru, en multipliant les atrocités, me jetter dans l'impossibilité de me justifier ? & l'Académie de Chirurgie auroit autorisé une calomnie aussi noire ! elle qui renferme dans son sein les auteurs innocents de cet événement désastreux. Non je ne le croirai jamais.

Un jour de fête de l'été dernier, je fus appellé rue Zacharie, à trois heures après midi, chez une Fruitiere qui, depuis le matin, étoit dans les douleurs de l'enfantement. Après m'être assuré de l'état du travail & de la forme du bassin, après avoir communiqué mes remarques à un Eleve qui m'accompagnoit, j'annonce que le bassin est fort étroit, que la tête est trop volumineuse pour qu'elle puisse le franchir. Le mari me présente un enfant de sa femme ; mais il m'avoue en même-temps que dans ses deux derniers accouchements à Caën, il a fallu faire des sacrifices. Je fais saigner la malade ; je reviens le soir sur les onze heures avec M. Jalan qui, en mon absence, présidoit aux Accouchements qui se faisoient à mon amphithéatre : sur les six heures du matin, les douleurs étant très vives sans que la tête le plus convenablement placée, c'est-à-dire l'occiput à gauche, avançât aucunement, je me déterminai à aller chercher les pieds, espérant que la tête bien placée, les forces bien dirigées, je pourrois lui faire franchir le bassin : j'amenai les pieds à l'orifice de la matrice ; mais il ne me fut pas possible de faire rouler le corps dans la cavité de cet organe : je n'aurois pu y parvenir qu'en employant beaucoup d'efforts ; mais ils eussent eu des suites funestes. Toute tentative de ce genre étant

étant donc inutile, je songeai à diminuer le volume de la tête, ou à pratiquer l'opération césarienne ; mais je répugnois au dernier parti qui mettoit dans la plus triste incertitude, la vie des deux individus. J'envoyai chercher Mrs. Deleurye & Barbeau : ils ne purent venir. J'étois presque résolu de conserver la vie de la mere en abandonnant celle de l'enfant déja fort incertaine ; mais comme dès ce temps, j'entendois siffler les serpents de la calomnie, je ne voulus rien prendre sur moi. J'envoyai chez deux autres Accoucheurs qui se rendirent aussi-tôt chez cette infortunée. Je leur racontai ce qui s'étoit passé en présence de plusieurs de mes Eleves qui s'étoient introduits. J'exposai l'étroitesse du bassin ; je proposai de diminuer le volume de la tête : c'étoit le seul parti à prendre. Mon avis ne fut point reçu. Ces deux Accoucheurs insisterent pour aller chercher les pieds ; dès-lors je ne dis plus un mot & je les laissai agir. Ils firent alternativement bien des tentatives. Un d'eux, après de grands efforts, amena les pieds & le corps à la vulve. Ce que j'avois prévu arriva : la tête ne put franchir le détroit supérieur : il étoit temps encore de suivre mon avis ; mais ils préfererent le forceps. Un des deux avoit apporté cet instrument, il l'appliqua & après bien des efforts long-temps inutiles, long-temps continués, il parvint à faire franchir à la tête applatie, la cavité du bassin. La femme affoiblie par cette triste opération, succomba peu de temps après son accouchement.

On ne doit point accuser de la mort de cette infortunée les deux Chirurgiens : pouvez-vous me l'imputer à moi qui n'ai pas même touché le forceps ? Vos coups portent à faux ; & si deux maîtres, que vous outragez en croyant me calomnier, invoquoient contre votre plume homicide le glaive de la Justice ; si je lui demandois vengeance, comment pourriez-vous vous soustraire à sa rigueur ? Vous vous blessez vous-même de vos fleches empoisonnées. Vous avez tenté en vain de me calomnier : c'eſt ſur votre front que retombe l'infamie.

Vous avez tenté de me faite perdre, ce qui m'eſt le plus cher au monde, l'eſtime du Médecin illuſtre & ſavant auquel j'ai fait hommage de mes travaux. Je connois vos menées clandeſtines, vos lettres anonymes ; vous employez là un ſingulier moyen, ſi vous avez pour vous la raiſon & la vérité.

Que vous reſte-t-il de tant d'efforts ? de la honte, & rien de plus : occupez-vous mieux, croyez-moi. Inſtruiſez-vous & faites le bien : à ce prix j'oublirai vos injures, & je ſerai même content que l'anonyme vous ait épargné l'opprobe d'avoir voulu me noircir.

J'AI lu le préſent Manuſcrit, & l'ai approuvé. A Paris, ce 12 Juin 1776. POISSONNIER.

A PARIS, de l'Imprimerie de F. A. DIDOT, rue Pavée, 1776.

903 pag. 10. M. Astruc. Le Roy. Sa critique

On ne peut ici se méprendre touchant la mauvaise foy de M. Le Roy : elle est frappante pour celuy qui prendra la peine de lire le passage de M. Levret dans l'ouvrage meme : L'on y verra que M. Le Roy l'a tronqué pour mieux le ajuster avec le motif qui l'animoit.

M. Levret dit en effet, qu'il entend par petit diametre le trajet de la ligne qui iroit d'un des os des isles à l'autre et pour le grand celui qui iroit de la simphise des os pubis à l'os sacrum . . . . ces mesures ont été observées sur des sujets frais, parce que si on vouloit vérifier ces dimensions sur le squelette l'on y trouveroit une grande différence car lorsque le bassin est dépouillé des parties nulles, la différence est très sensible, et elle se trouve en raison inverse à cause des muscles iliaques et psoas qui garnissent les parties latérales de l'intérieur du bassin. M. Le Roy, pour fonder ses reproches aurait donc dû faire attention à ces différences, dans lesquelles se trouve la raison qui a déterminé M. Levret à nommer grand diamètre celuy qui en effet paroît le plus petit sur le squelette c'est à dire celuy qui va du Pubis au Sacrum./

www.ingramcontent.com/pod-product-compliance
Ingram Content Group UK Ltd.
Pitfield, Milton Keynes, MK11 3LW, UK
UKHW021938200726
13855UKWH00007B/1575